NEUF ANNÉES DE SCARLATINE

A L'HOPITAL DE LA CHARITÉ

(1891 A 1900)

STATISTIQUE GÉNÉRALE. — CONTAGIOSITÉ. — COMPLICATIONS

PAR

Le Dr Charles Johanny de ROCHELY

～

LYON

A. REY, IMPRIMEUR-ÉDITEUR DE L'UNIVERSITE

4, RUE GENTIL, 4

1900

NEUF ANNÉES DE SCARLATINE

A L'HOPITAL DE LA CHARITÉ

(1891 à 1900)

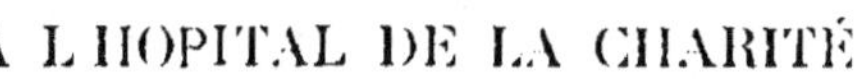

STATISTIQUE GÉNÉRALE. — CONTAGIOSITÉ. — COMPLICATIONS

NEUF ANNÉES DE SCARLATINE

A L'HOPITAL DE LA CHARITÉ

(1891 A 1900)

STATISTIQUE GÉNÉRALE. — CONTAGIOSITÉ. — COMPLICATIONS

PAR

Le Dr Charles Johanny de ROCHELY

LYON

A. REY, IMPRIMEUR-ÉDITEUR DE L'UNIVERSITÉ

4, RUE GENTIL, 4

1900

AVANT-PROPOS

Au moment de clore nos études médicales, nous avons un devoir bien doux à remplir : celui d'adresser nos remerciements respectueux à tous nos maîtres de la Faculté et des hôpitaux.

Que M. Poncet, professeur de clinique chirurgicale, reçoive en particulier l'assurance de notre vive gratitude pour les grandes marques de sympathie qu'il nous a prodiguées pendant notre externat et pendant tout le cours de nos études.

M. Rabot, médecin des hôpitaux, depuis l'instant où nous avons été son élève et son externe, nous a toujours montré un vif intérêt. Il a bien voulu nous guider des conseils de sa grande expérience pour l'étude de notre thèse. Qu'il soit assuré que nous conserverons le souvenir ineffaçable de sa bienveillance et de son affabilité.

Nous avons été heureux de nous compter parmi les externes de M. Chappet, médecin aes hôpitaux : nous

nous rappellerons toujours avec bonheur les jours passés dans son service.

Que M. Audry, médecin des hôpitaux, nous permette de lui renouveler notre vive reconnaissance pour le dévouement dont il a entouré les nôtres dans une circonstance bien douloureuse.

Nous adresserons enfin un souvenir ému à la mémoire de notre maître, M. Humbert Mollière, médecin des hôpitaux.

Monsieur le professeur Soulier a bien voulu nous faire le grand honneur d'accepter la présidence de notre thèse. Nous ressentons tout le prix d'une telle faveur ; aussi lui dédions-nous notre modeste travail, en lui renouvelant l'assurance de notre profond respect.

PRÉFACE

Pendant les six mois de notre externat dans le service de M. Rabot à la Charité, il est une maladie qui nous avait vivement intéressé par la grande variabilité de sa fréquence suivant les saisons, l'âge et le sexe des malades, par ses différents aspects cliniques et surtout par ses complications multiples.

Aussi l'idée qu'il pouvait y avoir quelque chose à glaner dans l'étude de la scarlatine, nous a-t-elle encouragé à solliciter les conseils de M. Rabot pour en faire le sujet de notre thèse inaugurale.

Notre but est modeste et se résume à l'étude de la scarlatine à Lyon. Quelle est la marche de la scarlatine dans notre ville? Les modes de contage sont-ils les mêmes que ceux observés ailleurs?

Quelles sont les maladies infectieuses qui viennent ajouter un nouvel élément de gravité au pronostic de cette fièvre éruptive? Quelles sont enfin les complications de la scarlatine observées dans notre région?

Les limites de ce travail ne nous ont pas permis d'envisager la symptomatologie.

Pour répondre aux différentes questions que nous venons d'énumérer, nous nous sommes servi des observations recueillies durant les neuf dernières années dans le service des scarlatineux à l'hôpital de la Charité. Nos résultats auront d'autant plus de valeur qu'ils sont basés sur un très grand nombre de cas, 1369, répartis sur neuf années consécutives (1891 à 1900) et tous soumis au contrôle du même observateur, du même chef de service.

Une remarque s'impose avant tout travail : en 1898, le service des scarlatineux à la Charité fut scindé. Les Scarlatineux hommes furent rattachés à la clinique des enfants et seules les scalartineuses femmes continuèrent à fréquenter les salles du service de M. Rabot. D'où une légère cause d'erreur à éviter en faisant une étude séparée des années 1898 et 1899, toutes les fois que la nécessité l'imposera.

Après avoir mûrement réfléchi et étudié notre sujet, nous nous sommes arrêté au plan suivant :

Chapitre premier. — Statistique générale de la scarlatine à Lyon.

Chapitre II. — Contagiosité de la scarlatine.

Chapitre III. — Association de la scarlatine avec d'autres maladies infectieuses.

Chapitre IV. — Complications de la scarlatine.

Chapitre V. — Quelques mots sur le diagnostic et le pronostic de la scarlatine.

Chapitre VI. — Traitement de la scarlatine.

NEUF ANNÉES DE SCARLATINE

A L'HOPITAL DE LA CHARITÉ

(1891 à 1900)

STATISTIQUE GÉNÉRALE. — CONTAGIOSITÉ. — COMPLICATIONS

CHAPITRE PREMIER

STATISTIQUE GÉNÉRALE

Pour bien saisir la marche de la scarlatine à Lyon, nous avons cru utile de faire une étude statistique d'ensemble.

1° **Morbidité.** — Une première question se posait: quelle était la courbe de la scarlatine? Avait-on affaire à une courbe à grand cycle régulier ou, au contraire, à une courbe irrégulière à ascension et à chute rapides, variables d'une année à l'autre?

Pour résoudre ce problème, nous ne nous sommes pas contenté des données des neuf années qui font le sujet de notre thèse. Nous sommes remonté jusqu'à l'origine du service des Scarlatineux à l'hôpital de la Charité, c'est-à-dire en 1887. Nous y ajouterons enfin l'année 1900, car le nombre des entrées pendant ces six premiers mois nous permet de prévoir le résultat total, qui sera très élevé.

Nos recherches nous ont fourni les chiffres suivants :

1887.	46 cas
1888.	70 —
1889.	91 —
1890.	74 —
1891.	160 —
1892.	284 —
1893.	187 —
1894.	76 —
1895.	162 —
1896.	165 —
1897.	106 —
1898.	116 —
1899.	113 —
1900.	85 — 15 juin.

A un examen superficiel de ces chiffres, un fait semble évident : la grande irrégularité de la courbe ; mais une étude plus approfondie permet de reconnaître un cycle assez régulier.

Tous les trois ou quatre ans nous trouvons un maximum, bientôt suivi d'un minimum.

Minimum	Maximum
1887	1889
1890	1892
1894	1896
1897	1900

Nous reconnaissons cependant que pour arriver à

une conclusion ferme, un si petit nombre d'années ne saurait suffire. Le temps et les renseignements nous ont manqué pour approfondir ce point : nous le signalons en laissant à d'autres le soin de combler cette lacune.

Un second point à éclaircir consiste dans l'influence des saisons. Reportons-nous pour un instant aux auteurs classiques. Pour Sanné, pour Guinon, le rôle des saisons est nul.

« La scarlatine se montre en toutes saisons, dit Moizard ; pourtant dans les villes où elle est endémique comme à Paris, il y a recrudescence bien évidente à la fin de l'hiver et au printemps. »

Besnier, analysant les comptes rendus à la Société médicale des hôpitaux de Paris, signale une augmentation de cas aux mois de mars, avril et mai.

Nos recherches ne concordent pas exactement avec l'opinion de ces auteurs. Si la scarlatine, en effet, est une affection de toutes les saisons, si elle présente une légère recrudescence au printemps, c'est à la fin du printemps et au commencement de l'été, que nous trouvons à Lyon son maximum de fréquence. Mai, juin, juillet, voilà les trois mois les plus à redouter pour la contagion scarlatineuse.

Par contre, cette pyrexie semble l'ennemi du froid : aussi est-ce en automne et en hiver que l'on note le minimum de cas.

Nous avons réparti par mois les 1369 cas observés de 1891 à 1900 ; nous donnons ce tableau comme la meilleure preuve de ce que nous venons d'avancer,

	1891	1892	1893	1894	1895	1896	1897	1898	1899	Total
Janvier . .	14	20	12	8	11	10	15	5	9	104
Février . .	12	17	9	5	7	16	15	6	12	99
Mars . . .	11	26	28	12	7	15	14	10	14	137
Avril . . .	16	23	23	8	5	16	11	17	14	133
Mai. . . .	15	43	26	8	18	17	9	15	11	162
Juin . . .	9	51	25	9	20	37	12	9	12	184
Juillet. . .	9	45	19	9	33	21	11	17	9	173
Août . . .	9	20	11	2	22	13	9	10	5	101
Septembre.	11	15	8	2	5	3	4	5	11	64
Octobre. .	19	9	4	4	4	4	3	5	5	57
Novembre.	17	7	9	4	14	5	»	8	4	68
Décembre.	18	8	13	5	16	8	3	9	7	87

Reste à étudier le rôle du sexe et de l'âge. Au point de vue de l'âge, un troisième tableau va nous fournir les éléments nécessaires à notre examen.

0 an	10 cas	11 ans . . .	58 cas
1 an . . .	62 —	12 — . . .	33 —
2 ans. . . .	94 —	13 — . . .	32 —
3 — . . .	104 —	14 — . . .	34 —
4 — . . .	123 —	15 — . . .	19 —
5 — . . .	85 —	15 à 20 ans. .	121 —
6 — . . .	88 —	20 à 25 — . .	120 —
7 — . . .	91 —	25 à 30 — . .	49 —
8 — . . .	74 —	30 à 40 — . .	37 —
9 — . . .	59 —	40 et au-dessus.	17 —
10 — . . .	76 —		

D'après ces chiffres, un certain nombre de faits méritent d'attirer notre attention.

D'abord, ainsi que le signalent bien nettement tous

les auteurs, la scarlatine est une affection de tous les âges ; toutefois, dans notre statistique, nous n'en trouvons aucun cas au-dessous de 8 mois et au-dessus de 60 ans, notre malade le plus jeune étant un nourrisson de 8 mois, et le plus âgé étant un homme de 59 ans.

Nous pouvons même dire que pendant la première année d'une part (10 cas) et, d'autre part, au-dessus de 40 ans (17 cas), la scarlatine est exceptionnelle.

Deuxièmement, les âges les plus sujets à la scarlatine sont de 2 à 8 ans avec maximum à 3 et 4 ans. Nous nous écartons donc de l'opinion de Sanné qui met le maximum de 6 à 10 ans.

En troisième lieu, un fait nous a surpris : c'est le très grand nombre de cas observés de 15 à 20 ans (121 cas) et de 20 à 25 ans (120 cas). Ces chiffres sont d'autant plus élevés qu'un très grand nombre de personnes âgées ont eu la scarlatine dans leur enfance et sont, par conséquent, réfractaires à une seconde atteinte. En étudiant la contagion dans la scarlatine, nous montrerons que ce fait est dû au grand nombre de mères et de bonnes contagionnées par des enfants.

Enfin, à partir de 25 ans, les cas deviennent de plus en plus rares.

En parcourant l'article de Sanné, nous avons été frappé de cette proposition : « Il est des épidémies qui semblent affecter de préférence certains âges. »

Pour vérifier la réalité de ce fait, nous avons calculé par année le taux pour 100 des cas au-dessus de 15 ans.

1891	160 cas	33 au-dessus de 15 ans	20 p. 100
1892	284 —	72	—	25 —
1893	187 —	46	—	24 —
1894	76 —	21	—	27 —
1895	162 —	32	—	19 —
1896	165 —	50	—	30 —
1897	106 —	28	—	27 —
1898	116 —	22	—	19 —
1899	113 —	40	—	35 —

En réalité, nous voyons qu'en 1896 et 1899 la scarlatine a eu une prédilection marquée pour les grandes personnes (30 et 35 pour 100), tandis qu'en 1895 et 1898, le même taux est très faible et ne s'élève qu'à 19 pour 100.

Quant à l'influence du sexe, Sanné nous semble être dans le vrai en écrivant ces lignes. « Les deux sexes paraissent égaux devant la scarlatine au moins jusqu'à l'âge de vingt ans ; mais à partir de ce moment les femmes seraient plus exposées que les hommes. »

En examinant le chiffre des entrées dans le service des scarlatines pendant sept années, de 1891 à 1898, on constate que sur 1140 cas, il y a 532 garçons et 608 filles, soit une majorité de 76 en faveur de ces dernières.

La répartition par période de cinq ans nous donne :

De	0 à 5 ans	176 garçons	127 filles
—	5 à 10 —	168 —	159 —
—	10 à 15 —	97 —	110 —
—	15 à 20 —	41 —	63 —
—	20 à 25 —	26 —	64 —
—	25 à 30 —	15 —	26 —
—	30 à 40 —	3 —	30 —
—	40 et plus.	7 —	7 —

Pendant les deux premières périodes quinquennales, les garçons l'emportent sur les filles et l'explication nous semble exister dans ce fait que les garçons vont plus jeunes à l'école que les filles.

Puis à partir de 10 ans, la proportion change : à la contagion scolaire se joint la contagion familiale, les jeunes filles devenant gardes-malades : aussi voit-on le chiffre des malades femmes augmenter progressivement et, à partir de 20 ans, trouve-t-on une différence énorme entre les deux sexes, les cas chez les garçons devenant de plus en plus rares.

2° **Mortalité**. — Un second point doit à présent faire le sujet de notre étude : nous voulons parler de la mortalité.

Quels sont les ravages faits par la scarlatine dans notre ville?

Depuis longtemps déjà, M. Rabot avait été frappé de la bénignité relative de cette maladie ; et en effet, d'après nos calculs, la moyenne des décès pendant ces neuf années a été de 8, 10 pour 100, et encore, dans ce chiffre, faisons-nous entrer un certain nombre de décès d'individus amenés mourants dans le service et n'y étant resté que quelques heures.

Voici la marche de la mortalité par année :

1891	160 cas	14 décès	8,75 pour 100
1892	284 —	23 —	8,09 —
1893	187 —	19 —	10,16 —
1894	76 —	4 —	5,26 —
1895	162 —	11 —	6,79 —
1896	165 —	17 —	10,30 —

1897	106 —	7 —	6,60 —
1898	116 —	7 —	6,03 —
1899	113 —	9 —	7,96 —

Le maximum des décès a eu lieu en 1896 avec 10,30 pour 100 et le minimum en 1894 avec 5,26 pour 100. De plus, depuis 1897, la mortalité semble avoir légèrement diminué.

Par rapport au sexe, nous avons :

| Garçons. . . . | 532 cas | 57 décès | 10,71 pour 100 |
| Filles . . . . | 837 — | 54 — | 6,45 — |

En face de ces chiffres, notre surprise fut grande : comment expliquer cette énorme différence de décès entre les deux sexes ? A un second examen, l'explication s'est présentée d'elle-même. Nous verrons dans un instant que la mortalité est d'autant plus grande que les malades sont plus jeunes. D'autre part, nous avons remarqué plus haut que pendant les deux premières périodes quinquennales de la vie, on trouvait un bien plus grand nombre de garçons scarlatineux que de filles scarlatineuses. Il est tout naturel de trouver dans ce fait l'explication du grand écart du chiffre de décès entre les deux sexes.

Du reste, l'étude de la mortalité d'après l'âge vient nous fournir la preuve de cette opinion : jusqu'à 10 ans, la mortalité est plus grande chez les garçons ; au delà de 10 ans, nous ne trouvons presque que des filles.

Le tableau suivant est très suggestif à ces différents points de vue.

AGE	NOMBRE de cas de scarlat.	DÉCÈS			TAUX o/o
		Garçons.	Filles.	Total.	
0 an.	10 cas.	2	2	4	40 o/o
1 —	62 —	14	3	17	27,42 —
2 ans.	94 —	10	9	19	20,21 —
3 —	164 —	7	9	16	15,28 —
4 —	123 —	7	6	13	10,56 —
5 —	85 —	4	3	7	8,23 —
6 —	88 —	8	5	13	14,77 —
7 —	91 —	1	2	3	3,09 —
8 —	74 —	2	2	4	5,40 —
11 ··	58 —	2	1	3	5,17 —
14 —	34 —	»	1	1	2,94 —
16 —	22 —	»	2	2	9,09 —
17 —	33 —	»	1	1	3,03 —
18 —	23 —	»	1	1	4,34 —
19 —	24 —	»	1	1	4,16 —
20 ans et +	223 —	1	5	6	2,69 —

Un autre fait ressort de ces chiffres : le maximum de la mortalité a lieu au-dessous de 1 an avec 40 pour 100 de décès; dans la première année, le chiffre descend à 27,42 pour 100, dans la troisième à 20,11 pour 100, et ainsi de suite jusqu'à l'âge de 7 à 8 ans, où le taux tombe à 3 ou 4 pour 100 et se maintient à à ce chiffre dans les années suivantes.

Ce sont donc les cinq ou six premières années de la vie qui sont les plus meurtrières et, d'autre part, le taux de la mortalité décroît d'une façon régulière, absolument remarquable, au fur et à mesure que nous examinons des sujets de plus en plus âgés.

Enfin, pour terminer ce chapitre déjà trop long, nous ne dirons qu'un mot de la mortalité par saisons.

Si la scarlatine atteint son maximum de fréquence à la fin du printemps et au commencement de l'été, c'est aussi à la même époque que s'observait le plus grand nombre de décès. C'est au mois de juillet qu'elle présente sa plus grande gravité avec 25 décès, et c'est, par contre, en automne et en hiver, qu'elle offre sa plus grande bénignité avec 3 ou 4 décès par mois.

CHAPITRE II

CONTAGIOSITÉ DE LA SCARLATINE

Toute scarlatine naît d'une scarlatine, dit Moizard, directement ou indirectement. C'est là une proposition qui domine toute l'étiologie de cette maladie.

Tous les auteurs se sont ralliés à cette opinion, et la doctrine de la spontanéité de la scarlatine, soutenue autrefois par Barthez et Rilliet est aujourd'hui tombée dans l'oubli.

« La contagion peut être directe par contact plus ou moins prolongé avec un malade, ou indirecte par un objet souillé par lui ou par le transport de squames épidermiques détachées de sa peau » (Moizard).

Nous n'avons pas à examiner l'hypothèse émise par Dowson (de Bristol) et André Berger dans sa thèse (1895), attribuant la contagiosité des squames à leur contamination par la salive des malades.

Seuls, les différents modes d'infection et les limites de la contagiosité de la scarlatine doivent nous retenir.

Nous pouvons rattacher tous les cas à l'un des trois modes d'infection suivants :

Contagion hospitalière ;
    —   *scolaire ;*
    —   *familiale.*

Il existe, à Lyon, deux foyers de contagion hospitalière : l'Antiquaille et la Charité, seuls hôpitaux où existent des services d'enfants.

A l'Antiquaille, tous les cas de scarlatine, en dehors d'une petite épidémie qui a éclaté en 1892 dans le service des épileptiques, se sont produits chez les enfants en dépôt, c'est-à-dire chez des enfants amenés des quatre coins de la ville et confiés pour quelques jours à l'hôpital, par suite de maladie des parents, ou pour tout autre motif. Dans des conditions pareilles, il serait extraordinaire de ne pas voir éclater de nombreux cas de scarlatine, dans des salles incessamment contagionnées par de nouveaux arrivants.

A la Charité, de nombreuses causes expliquent la contagion : l'âge des malades, les nombreux services d'enfants, et surtout l'existence au sein même de cet hôpital du service des scarlatineux.

Malgré une installation aussi déplorable, le nombre de cas fournis par ces deux hôpitaux est relativement minime. De 1891 à 1900, nous n'en trouvons que 201, ce qui donne une moyenne de 14 pour 100 de scarlatines attribuables à la contagion hospitalière.

Ces 201 cas se répartissent ainsi :

Antiquaille.	60 cas
Charité : Salle des diphtéries. .	24 —
— Salles des rougeoles. .	10 —
— — de médecine . .	44 —
— — de chirurgie . .	57 —
— Maternité	3 —
— Crèche.	3 —

Enfin. pour être complet, nous devons.signaler une petite épidémie ayant éclaté dans une salle de l'hôpital de la Croix-Rousse et ayant fourni 5 cas en 10 jours.

Beaucoup plus compliquée est l'étude de la contagion scolaire et de la contagion dans les orphelinats. Un très grand de cas échappent à notre connaissance ; aussi, malgré le grand rôle attribuable aux écoles dans la propagation des maladies infectieuses, nos chiffres sont très faibles.

30 écoles contaminées nous ont envoyé 54 malades, et 11 orphelinats ont hospitalisé dans le service, 50 scarlatineux; 104 malades sur 1369 cas! On voit qu'il ne faut ajouter aucune importance à ces chiffres, qui sont bien au-dessous de la réalité.

Même incertitude au point de vue de la contagion familiale.

Nous n'avons noté que 149 cas se répartissant sur 74 familles, plus 15 bonnes ayant contracté la scarlatine dans leur rôle de gardes-malades; à peine 12 pour 100 de la totalité des cas!

Si nous répartissons ces chiffres entre les différents membres d'une famille, nous avons :

Mari et femme.	3 cas
Mère et enfants	15 —
Frères et sœurs	56 —
Bonnes	15 —

Si telle était la réalité, comment expliquer l'énorme différence en faveur du sexe féminin, dans les cas de scarlatine, au-dessus de vingt ans? Une seule explication rationnelle peut en être donnée : la contagion des mères de famille et des bonnes, par des enfants scarlatineux. Chez les enfants, un très grand nombre de cas à angine peu intense, à éruption éphémère et peu marquée, doivent échapper à la sollicitude des parents; la mère vient-elle à se contagionner, le mode d'infection lui reste inconnu.

Il nous reste à signaler de petites épidémies locales. Tantôt il s'agit d'épidémies de maisons : nous en avons 23 cas; dans l'une, on signale 5 cas de scarlatine, appartenant tous à des familles différentes.

Tantôt, c'est une rue qui est contagionnée. Toutefois, nous n'ajouterons qu'une importance très relative à ce fait; dans une rue, il faut tenir compte de l'importance de la population et de sa richesse, les enfants des quartiers ouvriers étant soignés à l'hôpital et non chez eux.

Tantôt, enfin, il s'agit de foyers d'épidémie dans de petites localités environnant Lyon : nous en avons noté 15 cas.

Que l'on nous permette maintenant d'insister sur un fait de la plus haute importance, au point de vue prophylactique? Quelles sont les limites de la contagiosité de la scarlatine?

Pendant longtemps, les auteurs ont été partagés : pour les uns, seule la période d'éruption était contagieuse pour les autres, la période de desquamation était la plus à redouter.

Lemoine, dans une communication à la Société des Hôpitaux (novembre 1895), a repris la question et a cherché à prouver, à la suite de beaucoup d'autres auleurs, que la contagion pouvait se faire dans n'importe quelle période, mais principalement à la période de début.

Nos conclusions sont les mêmes. Dans 86 cas, nous avons pu avoir des renseignements suffisants, pour juger à quelle période s'est produite la contagion : 52 fois il s'agissait de la période prééruptive ou éruptive, et 34 fois de la période desquamative.

Ces chiffres ne doivent pas nous surprendre, si l'on envisage que pendant la période de début, la diffusibilité des germes est extrême et surtout que, par suite du diagnostic encore hésitant, on permet au malade de vivre au milieu de sujets sains et de les contagionner.

Quant à l'infection durant la période de desquamation, un point nous a frappé : la persistance de la virulence pendant de longs mois.

Dans 16 cas, l'infection s'est faite par des enfants sortis du service, depuis dix jours, quinze jours, un mois et même deux mois ; or, la durée du séjour de tous les scarlatins, dans le service est au minimum de quarante jours.

Nous trouvons même signalé, sans y ajouter grande créance, des délais plus longs : ainsi, une mère est contagionnée par ses deux enfants, ayant eu la scarlatine, il y a quatre mois ; une bonne raconte avoir soigné, il y a un an, des enfants scarlatineux ; une fillette a un frère sorti de notre salle, il y a trois mois. Toutefois, nous avouons que ces exemples sont loin d'être probants et que nous leur attribuons une importance très relative.

De tout ceci, nous devons seulement retenir que

cette limite de quarante jours d'isolement est purement illusoire et que la contagion peut se produire long-temps après.

Avant de clore ce qui a trait à la contagion, nous voulons dire deux mots de la pathogénie de la scarlatine.

Il est une opinion qui tend de plus en plus à se faire jour : c'est l'origine streptococcique de la scarlatine. Sans vouloir prendre part à la lutte, nous signalerons certains faits en faveur de cette hypothèse.

Dans le service, il est un usage constant : toutes les fois que l'on a affaire à une angine pseudo-membraneuse, on fait une culture, puis l'examen bactériologique. Or, dans tous ces cas, la culture a fourni en grande abondance des streptocoques plus grands que ceux observés ordinairement.

Autre fait : l'organisme scarlatineux paraît être un terrain tout préparé pour l'infection streptococcique : nombreuses sont les complications observées dans le cours de cette maladie que l'on peut rattacher à ce microbe : nous avons observé 2 cas d'infection purulente, 3 cas d'érysipèle de la face, 4 pleurésies purulentes, 1 ostéomyélite et un grand nombre de petits abcès cutanés.

Dans 11 cas, la scarlatine s'est déclarée à la suite d'accouchements, dont 1 avec phénomènes puerpéraux, et dans un très grand nombre d'autres, elle a apparu quelques jours après une intervention chirurgicale.

Il serait à souhaiter que de nouveaux travaux viennent nous éclairer sur la réalité de cette hypothèse.

CHAPITRE III

ASSOCIATION DE LA SCARLATINE
AVEC D'AUTRES MALADIES INFECTIEUSES

Dans l'histoire de la scarlatine, il est un fait bien prouvé aujourd'hui, et admis par tous les auteurs modernes après avoir été nié pendant longtemps : je veux parler de l'association de la scarlatine avec d'autres maladies infectieuses et en particulier avec la rougeole et la diphtérie.

En 1786, Hunter écrivit sa fameuse loi de l'incompatibilité, d'après laquelle « deux fièvres différentes ne peuvent exister à la fois dans le même organisme », loi qui égara l'opinion des maîtres même de la science, tels que Grisolle, Trousseau, Hebra.

Il faut arriver au mémoire de Marson en Angleterre (1847), à la thèse de Willemin en France, au travail de Murchison, pour voir réfuter cette loi et imposer l'opinion de la coexistence possible et même fréquente de deux fièvres, telles que rougeole et scarlatine, dans le même organisme.

Nos recherches à Lyon viennent confirmer une fois de plus la réalité de ce fait. Une remarque cependant s'impose : si les cas de telles associations sont fréquents dans les milieux hospitaliers, où les modes de comptage sont multiples, ils sont beaucoup plus rares dans la clientèle de ville sans cependant être exceptionnels.

I. Rougeole.

La première des maladies infectieuses venant compliquer la scarlatine et assombrir son pronostic est la rougeole. Ces deux fièvres éruptives peuvent se combiner à toutes les périodes de leur évolution, et ainsi se présenter sous des aspects cliniques bien différents. La rougeole peut précéder la scarlatine ou, au contraire, la suivre, ou bien les deux éruptions peuvent apparaître simultanément.

D'où trois hypothèses à envisager.

1° La rougeole a précédé la scarlatine. — Nous avons noté 14 cas sur 1369 malades, soit une proportion de 1 pour 100. Le pronostic a été très sévère, 8 décès sur 14 cas, 3 scarlatines graves avec complications et enfin 3 scarlatines légères. Nous avons ainsi une mortalité de 60 pour 100. Ceci ne doit pas nous surprendre, si nous examinons d'un côté l'âge des malades et de l'autre le nombre de jours s'étant écoulés entre les deux affections : 9 de nos malades étaient âgés de moins de 3 ans, 4 de moins de 5 ans et 1 seul de plus de 10 ans. On comprend le peu de résistance qu'un âge aussi tendre peut offrir à deux maladies infectieuses aussi débilitantes, se succédant à peu de jours d'intervalle. Le temps écoulé entre les deux affections semble, lui aussi, avoir joué un certain rôle : 6 fois, il

y avait moins de 15 jours ; 7 fois, de 20 à 25 jours, et
1 seule fois, 1 mois.

Aussi, nous croyons que la cause d'une mortalité
aussi forte réside tout entière dans le jeune âge des malades, et dans l'action débilitante de deux maladies se
succédant à peu de jours d'intervalle.

2° **La scarlatine a précédé la rougeole.** —
Nous n'avons en vue que l'apparition de la rougeole
à la période de desquamation de la scarlatine.

Les cas sont au nomdre de 30, soit une proportion de
2,19 pour 100. 5 fois la rougeole s'est terminée par la
mort ; ce qui nous donne une mortalité de 15,66 pour 100 ;
plus du double de la mortalité ordinaire de la scarlatine.

Quelque forte que nous paraisse cette proportion,
nous ne croyons pas qu'elle soit au-dessus de celle
de la rougeole évoluant seule. On connaît, en effet,
la gravité toute spéciale que revêt cette fièvre éruptive
dans les milieux hospitaliers, où les complications
surtout pulmonaires enlèvent un grand nombre d'enfants ; aussi nous semble-t-il que la scarlatine n'assombrit en rien le pronostic de la rougeole.

Enfin, il est un dernier fait que nous devons signaler :
dans les cas de rougeole précédée de scarlatine, la desquamation se fait non pas par fines lamelles, mais par
larges lambeaux.

3° **Apparition simultanée de la rougeole et
de la scarlatine.** — Cette apparition simultanée est
d'un diagnostic fort délicat. Aussi ne donnerons-nous
aucun chiffre.

Comment, en effet, pouvoir affirmer la coexistence des deux éruptions, lorsque l'exanthème scarlatineux a apparu en masquant plus ou moins celui de la rougeole.

Dans un certain nombre de nos observations, nous trouvons l'histoire clinique suivante : l'affection a débuté par du catarrhe oculo-nasal avec ou sans angine ; l'éruption a apparu à son tour avec tous les caractères de l'éruption morbilleuse, pour devenir, un ou deux jours plus tard, nettement scarlatiniforme.

Est-ce que, dans ces cas-là, il s'agit en réalité de la combinaison des deux exanthèmes, ou d'un mode spécial d'évolution de l'exanthème scarlatineux ?

Nous ne pouvons trancher la question. Aussi, sans vouloir nier la possibilité de cette coexistence, devons-nous reconnaître la grande difficulté du diagnostic, difficulté qui, dans bien des cas, est insurmontable.

Cacaud[1] qui, avec les conseils d'Hutinel, a fait une étude approfondie de la question, reconnaît toute la délicatesse d'un tel diagnostic et donne les caractères différentiels suivants : « Si les deux exanthèmes apparaissent simultanément, chacun d'eux se localise en son siège de prédilection : morbilleux à la face et au cou, scarlatineux au ventre, à l'aine, aux plis de flexion. » Enfin, il insiste sur la gravité toute spéciale de ces cas sulimnés et sur la fréquence de leurs complications.

II. Diphtérie.

La deuxième grande maladie infectieuse qui vient souvent se combiner avec la scarlatine est la diphtérie.

[1] Thèse de Paris, 96-97.

Sanné *(in Maladies des enfants de Barthez et Rillet)* a écrit les lignes suivantes qui reflètent bien la réalité des choses : « De toutes les maladies, la scarlatine est celle qui se complique le plus souvent de diphtérie : l'attraction réciproque de ces deux empoisonnements a frappé les observateurs. Cette tendance de la diphtérie et de la scarlatine à se rencontrer n'étonne pas, quand on se rend compte des points de contact de ces deux maladies : angine, adénites, albuminurie, exanthème, propension à la malignité. »

Pour nous, nous ne serions pas éloigné de trouver la cause de cette attraction réciproque dans les lésions de la gorge et des amygdales, véritables portes d'entrée pour l'infection scarlatineuse aussi bien que pour l'infection diphtéritique.

Dans quelles proportions la diphtérie vient-elle compliquer la scarlatine? Et quelle influence réciproque exercent l'une sur l'autre ces deux affections?

Le tableau suivant résumera nos recherches à ces différents points de vue.

a) *Diphtérie primitive et scarlatine secondaire.*

    33 cas   (2,41 pour 100)
        12 en pleine évolution de la diphtérie. . . 2 décès.
        21 à période de convalescence de diphtérie. 0 —

b) *Scarlatine primitive et diphtérie secondaire.*

    27 cas   (1,97 pour 100)
        8 à période d'éruption de scarlatine. . . 4 décès.
          (50 pour 100 de décès)
        19 à période de desquamation de scarlatine. 4 décès.
          (21,05 pour 100 de décès).
    8 décès = 29,62 pour 100 de mortalité.

Ces chiffres nous montrent : 1° que les deux maladies infectieuses peuvent se combiner à n'importe quelle période de leur évolution ; 2° que la scarlatine venant compliquer la diphtérie, paraît peu aggravée du fait de la diphtérie, que celle-ci soit à la période d'état ou au contraire en pleine convalescence ; 3° que, par contre, la diphtérie venant se greffer sur la scarlatine en assombrit beaucoup le pronostic, surtout si la diphtérie apparaît en pleine éruption scarlatineuse, cas où la mortalité s'élève à 50 pour 100.

Enfin, nous devons signaler deux cas, où les trois maladies infectieuses diphtérie, scarlatine et rougeole se sont succédé dans un laps de temps très court, sans que la terminaison ait été malheureuse.

Beaucoup moins importantes et plus rares sont les combinaisons avec d'autres maladies infectieuses. C'est ainsi que, dans nos 1365 cas, nous trouvons :

13 cas de scarlatine avec varicelle ;

5 cas de varicelle avec scarlatine ;

3 cas de scarlatine avec érysipèle de la face ;

1 cas de fièvre typhoïde se compliquant au quinzième jour de scarlatine ;

6 cas de scarlatine avec coqueluche : 3 décès.

Nous ajouterons à cette liste :

1 cas de scarlatine avec ostéomyélite du tibia chez un enfant ;

1 cas de scarlatine à la suite d'infection puerpérale chez une nouvelle accouchée (décès).

La varicelle ne semble avoir aucune influence sur la marche de la scarlatine.

La coqueluche, au contraire, semble revêtir un ca-

ractère de gravité toute spéciale, puisque nous avons
3 décès sur 6 cas : 2 par bronchopneumonie, le troisième
s'étant produit dans une quinte de toux et l'autopsie
n'ayant rien révélé.

Dans le cas de scarlatine à la suite de fièvre typhoïde,
il s'agit d'une fillette de 10 ans entrée à Saint-Ferdinand,
pour une fièvre typhoïde du reste assez bénigne : elle
avait cependant pris quelques bains. Le quinzième jour
de sa dothiénentérie apparut l'éruption de scarlatine.
Celle-ci eut une évolution normale.

Rien de particulier à noter sur l'érysipèle de la face
venant compliquer la scarlatine.

Un dernier fait mérite d'être signalé, pour mettre en
garde contre une erreur de diagnostic qui serait inexcu-
sable. C'est l'apparition d'un rasch scarlatiniforme au
début de la variole. Trois ou quatre malades sont entrés
dans le service avec l'étiquette scarlatine, et dès le
lendemain s'observait une éruption de variole très
nette.

Il nous reste à faire une dernière remarque sur l'âge
des malades scarlatineux ayant présenté ces diverses
combinaisons. En dehors d'une dizaine de malades
âgés de 21 ans, 19 ans, 16 ans, 13 ans. tous les autres
présentaient moins de 10 ans. En un mot, l'association
de la scarlatine avec d'autres maladies infectieuses
s'observe presque exclusivement dans les deux premières périodes quinquennales de la vie.

CHAPITRE IV

LA SCARLATINE ET SES COMPLICATIONS

Multiples et variées à l'infini sont les complications de la scarlatine. D'une grande fréquence, d'une gravité très variable, elles méritent une attention toute particulière et une étude approfondie. C'est qu'en effet, en dehors de l'importance attribuable à leur propre évolution, elles sont encore un indice révélateur de l'imprégnation profonde de tout l'organisme par les agents microbiens de la scarlatine et par leurs produits de toxicité,

Toutefois, nous ne voulons pas assombrir le tableau au delà de la réalité : nous avons vu la faible proportion de décès observés dans le service des scarlatineux ; d'autre part, nous montrerons dans un instant que certaines complications graves, telles que la néphrite, ne s'observent que dans les scarlatines ayant évolué en ville, sans soin et sans traitement.

Pour ne pas nous égarer au milieu de complications si nombreuses, nous adopterons l'ordre suivant :

1° Complications articulaires ;

2° Complications rénales ;

3° Complications pulmonaires ;

4° Angines pseudo-membraneuses et gangreneuses ;

5° Complications pyohémiques.

Nous terminerons en disant quelques mots sur certaines complications plus rares.

1° Complications articulaires.

Si le rhumatisme scarlatineux est d'une grande fréquence, il est par contre d'une grande bénignité, et en dehors de deux cas d'arthrite suppurée, tous nos malades sont guéris en peu de jours.

En parcourant la thèse de Chevalet (Paris, 1892), nous avons trouvé une statistique fort intéressante de Carslaw, publiée in *Glascow medical journal*.

Sur 533 cas de scarlatine, cet auteur a noté 62 rhumatismes, soit une proportion de 11,40 pour 100. Ces 62 rhumatismes se répartissent ainsi :

> 59 rhumatismes articulaires ;
>
> 2 arthrites suppurées ;
>
> 1 cas de chorée.

Poursuivant son étude, Carslaw examine l'influence de l'âge, puis du sexe par périodes de 5 ans :

		Hommes	Femmes
1 à 5 ans	6,7 p. 100	4,6 p. 100	8,5 p. 100
6 à 10 —	9,7 —	8,5 —	10,» —
11 à 15 —	14,3 —	19,9 —	15,» —
16 à 20 —	18,4 —	11,8 —	13,8 —
20 ans et au-dessus	37,5 —	33,3 —	39,1 —

Ces chiffres montrent que le rhumatisme augmente de fréquence avec l'âge et a une certaine prédilection pour le sexe féminin.

Examinons maintenant, si nos résultats concordent avec ceux de Carslaw.

Le tableau suivant résume nos recherches :

	Cas de scarlatine.	Cas de rhumatisme.	Pour 100	Simple douleur	Tuméfaction.	Suppuration.	SEXE	
							Hommes	Femmes.
1891	160	14	8.75	12	1	1	3	11
1892	284	21	7.39	17	3	1	5	16
1893	187	21	11.22	18	3	»	13	8
1894	76	5	6.57	4	1	»	1	4
1895	162	15	9.25	10	5	»	6	9
1896	165	26	15.75	22	4	»	7	19
1897	106	11	10.37	9	2	»	5	6
1898	116	9	7.75	5	4	»	»	9
1899	113	16	14.15	13	3	»	»	16
Total . .	1369	138	10.08	110	26	2	40	98

Plusieurs faits en découlent.

Premièrement, la proportion de cas de rhumatisme est assez variable d'une année à l'autre, avec minimum en 1894 (6,57 pour 100) et maximum en 1896 (15,75 pour 100).

Bref, comme moyenne de ces neuf années, nous avons 10,08 pour 100, chiffre fort intéressant à rapprocher de celui de Carslaw, 11,40 pour 100.

On voit également dans ce tableau, que nous avons divisé les rhumatismes scarlatineux en trois groupes :

1° *Simple douleur* sans signes objectifs : ce sont les cas de beaucoup les plus nombreux ;

2° *Douleur avec tuméfaction de l'articulation* : 26 cas seulement ;

3° Enfin, *les arthrites suppurées* excessivement rares, puisque nous n'avons pu en recueillir que deux cas.

Reste l'influence de l'âge et du sexe : nous allons suivre la division de Carslaw de 5 ans en 5 ans pour pouvoir comparer nos chiffres avec les siens :

Un premier fait, sur lequel nous sommes d'accord, est l'extrême rareté du rhumatisme au-dessous de 3 ans : nous en avons un seul cas chez un petit garçon de 2 ans. Nous croyons cependant que cette immunité des trois premières années de la vie est purement fictive et due simplement à l'incapacité des enfants de cet âge de se rendre compte du siège exact de la douleur et, en second lieu, à l'impossibilité de s'exprimer et de se faire comprendre.

Voici les autres résultats :

		Hommes	Femmes
De 0 à 5 ans. . .	2,7 p. 100	3,2 p. 100	2,2 p. 100
De 6 à 10 — . .	6,9 —	7,5 —	6,5 —
De 11 à 15 — . .	11,9 —	8,6 —	14,8 —
De 16 à 20 — . .	21,8 —	19,5 —	22,8 —
De 20 ans et au-dessus.	26,3 —	15,1 —	29,1 —

L'influence de l'âge et du sexe est donc très manifeste : la progression augmente régulièrement avec l'âge ; rares au-dessous de 10 ans, les rhumatismes scarlatineux sont surtout d'une grande fréquence au-dessus de 15 ans.

Il en est de même pour le sexe : mais tandis que le sexe masculiny est plus sujet que le sexe féminin au-dessous de 10 ans, c'est le contraire qui se produit au-dessus du même âge, et les femmes paient alors un plus lourd tribut à cette complication que les hommes.

Le rhumatisme scarlatineux est le plus souvent

polyarticulaires (83 cas), quelquefois plus ou moins généralisé (33 cas) et plus rarement monoarticulaires (23 cas).

Une autre question se pose : quelles sont les articulations atteintes?

Les 138 cas de rhumatisme, que nous avons observés se divisent ainsi :

Poignets	52 fois (1 cas d'arthrite suppurée).	
Genoux	28 —	—
Épaules	21 —	—
Coudes	16 —	—
Doigts	15 —	—
Orteils. . . .	11 —	—
Tibio-tarsienne. .	10 —	—
Hanche. . . .	6 — (1 cas d'arthrite double suppurée..	
Atloïdo-axoïdienne.	2 —	

Les grandes articulations sont donc les plus atteintes : le poignet paraît être le siège préféré du rhumatisme scarlatineux qui, par contre, est rare à la hanche et au cou.

Quant au moment de son apparition :

6 fois, il a apparu avec les premiers symptômes de la scarlatine.

71 fois, à la période d'éruption.

40 fois au début de la desquamation.

13 fois seulement à la fin de la desquamation.

Ces chiffres sont suffisamment éloquents sans nous y appesantir.

La durée des arthropathies scarlatineuses est variable : s'il s'agit de simples douleurs articulaires, elle dépasse rarement 4 ou 5 jours ; s'il s'agit au contraire de tuméfaction, la durée est plus longue, 10 à 15 jours et quelquefois plus. Enfin, nos deux cas d'arthrites suppurées se sont rapidement terminés par la mort.

La nature du rhumatisme scarlatin ne nous arrêtera pas. L'opinion qui l'attribuait au réveil de la diathèse rhumatismale est aujourd'hui abandonnée ; la théorie infectieuse, qu'il s'agisse du streptocoque ou d'un autre agent microbien agissant par lui-même ou par ses toxines, tend de plus en plus à prévaloir, en faisant de ces localisations articulaires des phénomènes de septicémie ou de pyohémie.

2° **Complications rénales — Albuminuries.**

L'albuminurie constitue la deuxième grande complication de la scarlatine.

Depuis longtemps, il est d'usage de décrire deux formes d'albuminurie dans cette fièvre éruptive : l'albuminurie du début, de la période fébrile ne se manifestant par aucun symptôme, de durée très limitée et de pronostic bénin, et, en deuxième lieu, la néphrite scarlatineuse, tardive dans son apparition, accompagnée d'un cortège symptomatique plus ou moins effrayant, d'une gravité toujours sévère et de durée parfois fort longue.

Il nous a semblé utile de faire une distinction entre cette véritable néphrite et l'albuminurie passagère de la période de desquamation, due à la chute épithéliale des tubes et des glomérules. Pour nous, dans ces cas-là, il s'agit du premier stade d'une véritable néphrite, premier stade qui est enrayé par le traitement et qui pourra ultérieurement donner naissance à une néphrite typique sous l'action du froid ou d'un régime alimentaire mal compris.

Nous envisagerons donc trois sortes d'albuminurie :

L'albuminurie de la période fébrile est la plus fréquente ; sur nos 1369 observations, nous l'avons notée 181 fois, soit une proportion de 13,2 pour 100.

Elle dépasse rarement une durée de 7 à 8 jours. Dans 3 cas, cependant, elle s'est prolongée pendant la période de desquamation, dans l'un pendant 20 jours et dans les deux autres pendant 1 mois. D'après Juhel-Renoy, il est exceptionnel que l'albuminurie fébrile s'accompagne d'autres symptômes tels qu'hématurie et anurie. Pour notre part, nous n'en avons trouvé aucun exemple. Chez 4 malades seulement, il existait un peu d'œdème des paupières.

Dans un certain nombre d'autopsies, il nous a été permis de saisir sur le fait les lésions rénales dans ces cas d'albuminurie de la période éruptive : les reins étaient très congestionnés, rouges violacés avec taches ecchymotiques sous-corticales, mais sans aucune trace de sclérose rénale. L'examen histologique, s'il eût été fait, nous aurait révélé une dilatation énorme des capillaires glomérulaires et des capillaires intertubulaires, lésions expliquant bien l'albuminurie.

Pendant la période de desquamation, avons-nous vu, l'albuminurie peut revêtir deux aspects :

Ou bien il s'agit d'une albuminurie passagère, tardive, ne s'accompagnant d'aucun symptôme : nous en avons compté 65 cas, soit une proportion de 4,7 pour 100 ;

ou bien ce sont de véritables néphrites avec tout leur cortège symptomatique, tel que anasarque généralisée, anurie, hématurie, bruit de galop, hypertension artérielle, quelquefois de l'ascite, et souvent de l'œdème aigu du poumon avec ou sans hydrothorax. Dans 60 observations nous avons eu ce tableau plus ou moins complet, ce qui représente 4, 6 pour 100 des cas de scarlatine.

Dans l'analyse de ces néphrites scarlatineuses, un fait nous a frappé : l'importance capitale du traitement dans son apparition. Sur les 60 cas que nous avons observés, 47 fois les malades étaient entrés dans le service à la période de desquamation, le plus souvent 3 semaines à 1 mois, quelquefois même davantage après le début de la scarlatine, et, dans presque tous, la maladie avait évolué sans traitement, ou avec un traitement illusoire. 13 fois seulement (à peine 1 pour 100) la scarlatine avait été traitée à la Charité dès le début, dès la période d'éruption. Ces chiffres sont d'une grande éloquence; ils montrent toute l'importance du traitement méthodique de la scarlatine. Aussi sommes-nous en droit de conclure qu'une scarlatine bien traitée ne doit que très exceptionnellement se compliquer de néphrite.

Nous avons eu la curiosité d'examiner si le sexe et l'âge ne jouaient aucun rôle dans l'apparition de l'albuminurie scarlatineuse.

Le sexe a une action complètement nulle.

Par contre, l'âge paraît avoir une certaine influence. En répartissant les cas de cinq en cinq ans, nous obtenons les chiffres suivants :

	Cas de scarlatine	ALBUMINURIE du début.		ALBUMINURIE de desquamation.		NÉPHRITES scarlatineuses.	
De 0 à 5 ans	478	42	8,7 o/o	19	3,9 o/o	21	4,3 o/o
6 à 10 —	388	49	12,6 —	23	5,9 —	25	6,4 —
11 à 15 —	176	21	11,9 —	8	4,5 —	8	4,5 —
16 à 20 —	135	31	23,3 —	8	6,01 —	4	3,003 —
à 21 et au-dessus	192	38	20,8 —	7	3,8 —	2	1,09 —
Total. .	1.369	181	12,2 o/o	65	4.7 o/o	60	4,6 o/o

Nous pouvons conclure que :

1° L'albuminurie du début devient de plus en plus fréquente chez des malades de plus en plus âgés.

Exceptionnelle dans les trois premières années (13 cas), rare jusqu'à l'âge de 15 ans, elle devient à partir de cet âge, relativement fréquente, puisqu'elle s'observe dans 20, 23 pour 100 des cas.

2° L'albuminurie passagère de la période de desquamation est très variable d'un âge à l'autre, et sans rapport avec les différentes époques de la vie.

3° Les véritables néphrites paraissent surtout fréquentes dans le jeune âge et deviennent de plus en plus rares au-dessus de 10 ans. A 20 ans, on n'en trouve plus que 1 pour 100.

Enfin, nous devons signaler la gravité toute spéciale de la néphrite scarlatineuse ; après un contrôle sévère, nous avons trouvé 12 décès attribuables à la néphrite, soit qu'il s'agisse de phénomènes nerveux urémiques, soit qu'il s'agisse d'œdème aigu du poumon. Si l'on ajoute à cela que très souvent ces malades sortent du service en présentant encore de l'albumine dans leurs urines, on comprendra toute l'importance d'une telle complication. Tous les cliniciens ont constaté de nom-

breux cas d'éclampsie puerpérale, de mal de Bright, attribuables à une scarlatine ayant évolué de longues années
avant. Encore une fois nous insisterons sur ce fait, que
ce sont les scarlatines non traitées ou insuffisamment
traitées qui paient le tribut le plus lourd à cette complication.

Nous terminerons en disant quelques mots sur la
pathogénie de la néphrite scarlatineuse.

Les anciennes théories du refroidissement, de la
flexion du rein consécutive aux altérations de la peau
sont actuellement abandonnées.

Les recherches récentes semblent démontrer que le
streptocoque est l'agent de la néphrite. Raskin, Babes,
Guinon ont trouvé dans un grand nombre de cas ce
microbe répandu dans les anses glomérulaires, sur les
capsules de Bowmann et entre les cellules épithéliales.

Le refroidissement et les écarts de régime joueraient
le rôle de causes occasionnelles, fait qui nous explique comment, à peu près seules, les scarlatines non
traitées ou mal traitées se compliquent de néphrite.

3° **Complications pulmonaires**.

Les complications pulmonaires dans la scarlatine
sont beaucoup plus rares que dans la rougeole, mais
par contre paraissent tout aussi graves.

Si, en effet, nous ne les trouvons signalées que dans
132 observations, c'est-à-dire dans 9,6 pour 100 des
cas, d'autre part elles représentent la cause de 28 décès,
près de 21, 2 pour 100 de la mortalité.

Dans ces chiffres nous n'avons pas compris 5 cas de broncho-pneumonie, 1 cas de pneumonie droite, 2 cas de pleurésie purulente avec broncho-pneumonie à la suite de rougeole ayant compliqué la scarlatine ; de même, nous avons laissé de côté les nombreux cas d'hydrothorax et d'œdème pulmonaire à la suite de néphrite scarlatineuse et d'urémie.

La bronchite est la plus fréquente des complications pulmonaires de la scarlatine, mais aussi la plus bénigne : 86 cas ne nous ont donné que 1 décès, par bronchite capillaire, chez un enfant de deux ans et demi.

Elle se présente presque toujours à la période d'éruption et semble atteindre indifféremment tous les âges.

La bronchopneumonie, quoi qu'en dise Henoch, est relativement rare : 15 cas seulement sur 1369 malades. Ces chiffres sont d'autant plus bas que nos malades sont en majorité des enfants en bas âge et, en quelque sorte, prédisposés à cette complication. Dans la scarlatine, tout comme dans la rougeole, elle revêt un caractère de gravité exceptionnelle, puisque sur ces 15 cas nous avons 10 décès, soit 66,6 pour 100 de mortalité. Toujours elle a frappé des enfants jeunes, au-dessous de 5 ans. Enfin, contrairement à la bronchite qui apparaît à la période éruptive, la bronchopneumonie ne se montre que dans la période de desquamation.

La pneumonie est encore plus rare : 8 de nos malades en ont été atteints, 6 fois à droite, 2 fois à gauche. 5 fois elle s'est terminée par la mort.

C'est également une complication tardive de la scarlatine, frappant de préférence les sujets de la seconde enfance, de 6 à 10 ans; dans un seul cas, le malade était âgé de 14 ans.

6 fois nous avons trouvé de la congestion pulmonaire et 5 fois elle a été suivie de mort. A l'autopsie, on note presque toujours de la congestion polyviscérale : tous les organes sont plus ou moins atteints.

De toutes ces complications, les pleurésies sont encore les plus rares : dans ces neuf années de scarlatine, on n'en a observé dans le service que 5 cas : 4 pleurésies purulentes et 1 séro-fibrineuse, toutes chez des enfants en bas âge. Les pleurésies purulentes ont donné 2 décès, tous les deux après pleurotomie. Quant à la pleurésie séro-fibrineuse, elle a guéri après ponction.

Pour terminer, nous avons réservé la tuberculose, car elle soulève un problème fort intéressant : l'antagonisme de la scarlatine et du bacille de Koch.

Sanné a traité cette question, et nous avons détaché de son article le passage suivant, qui nous a paru offrir grand intérêt : « Si l'on trouve quelquefois chez les scarlatineux, dit-il, des symptômes de tuberculose, rien n'autorise à induire qu'il y ait entre ces deux états morbides un rapport de causalité. Les tubercules existaient antérieurement : peut-être leur évolution a-t-elle été hâtée par la fièvre éruptive. Quant à savoir si la scarlatine engendre la tuberculose, il semble que l'on puisse répondre par la négative. Autant est remarquable l'influence que la rougeole exerce dans ce sens, autant est incertaine celle de la scarlatine. »

Pour notre part, nous souscrivons entièrement à cette opinion : nous ajouterons même que nous croyons à un véritable antagonisme. En effet, nous n'avons trouvé que 11 cas de tuberculose sur nos 1369 observations, avec 6 décès : 5 fois, il s'agissait d'enfants au-dessous de 3 ans, tuberculose pulmonaire avec adénopathie; dans un cas seulement, on notait une tuberculose généralisée; 3 fois, il s'agissait d'enfants de 8 à 11 ans et 4 fois, de grandes personnes au-dessus de 20 ans. En dehors du cas de tuberculose généralisée, que peut-être on peut attribuer dans une certaine mesure à la scarlatine, chez tous les autres malades, on avait affaire à des lésions anciennes, qui, 5 fois, ont reçu un coup de fouet du fait de la fièvre éruptive, et ont abouti à la mort, sans qu'on puisse pour cela, comme le dit Sanné, en induire un rapport de causalité.

Du reste, prenons n'importe quelle maladie, surtout chez les enfants, et aucune ne nous fournira, comme complication, un chiffre aussi faible de tuberculose.

Telle est l'importance des complications pulmonaires de la scarlatine. On en saisira encore mieux toute la gravité, en cherchant le taux des décès par lésions pulmonaires, par rapport à la mortalité totale de la scarlatine : soit 28 décès sur 111, c'est-à-dire 25, 2 pour 100, le quart de la mortalité totale.

La grande cause de ces complications, croyons-nous, réside dans l'infection du milieu hospitalier, et ce fait, admis pour la rougeole, doit l'être également pour la scarlatine.

4° Angine pseudo-membraneuse et angine gangreneuse.

Les angines pseudo-membraneuses sont très fréquentes dans la scarlatine, et en les signalant dans 30 pour 100 au moins des cas, nous croyons être plutôt en dessous de la réalité. Elles se montrent rarement après la période d'éruption. Elles simulent les angines diphtériques, et le diagnostic ne peut se faire que par les cultures et l'examen bactériologique. Dans le service, où cet usage est une règle, on a toujours trouvé une variété de streptocoque de grandes dimensions : dans quelques cas rares, c'étaient des cocci ou des diplocoques. Ces angines s'accompagnent parfois de coryza avec jetage nasal, qui viennent encore ajouter à la difficulté du diagnostic. Enfin, souvent elles produisent une perforation simple ou double du voile du palais.

De par leur fréquence, elles font en quelque sorte partie de la symptomatologie, aussi ne nous y arrêterons-nous pas.

Il en est tout autrement de l'angine gangreneuse. Tout à fait exceptionnelle, cette variété d'angine ne s'observe que dans les scarlatines graves, à pronostic sévère. Elle est facilement reconnaissable à l'aspect des plaques de gangrène, putrilages noirâtres à odeur infecte, couvrant plus ou moins les amygdales pour s'étendre de là vers le voile du palais, vers les joues et quelquefois même vers la langue et les gencives. Elle s'accompagne de symptômes généraux sévères, avec fièvre élevée et adynamie.

Nous l'avons observée une dizaine de fois, et 4 fois la scarlatine s'est terminée par la mort : 2 fois la gangrène, après avoir envahi les amygdales et le voile du palais, s'est étendue à la langue, aux joues, puis aux lèvres ; dans un troisième cas, une plaque de gangrène siégeant sur la joue gauche, s'est compliquée de périostite du maxillaire inférieur, qui a été opérée ultérieurement.

Dans un certain nombre de cas également, l'angine coexistait avec de la stomatite et de la gingivite.

Enfin, chez un homme de 25 ans, à la période de desquamation, il se forma un énorme abcès alvéolodentaire droit, en dehors de toute carie dentaire.

5º **Complications pyohémiques**.

Il nous reste maintenant à étudier toute une catégorie de complications qui relèvent plus ou moins de phénomènes pyohémiques. L'infection peut se faire de proche en proche ou, au contraire, à distance.

Nous verrons successivement :

> Les bubons :
> Les otites et mastoïdites ;
> Les abcès multiples ;
> Deux cas d'infection purulente ;
> Un cas de méningite suppurée ;
> Un cas d'abcès du sinus frontal.

Pour être complet, nous aurions dû traiter dans ce chapitre les arthrites et les pleurésies purulentes ; l'ayant fait ailleurs, nous n'avons pas à y revenir.

a) *Bubons*. — Comme toute maladie infectieuse, dit Moizard, la scarlatine atteint le système lymphatique. L'adénopathie sous-maxillaire est de règle dans cette fièvre éruptive. Tandis que dans les formes légères il se produit une simple induration ganglionnaire, dans les formes graves à angine gangreneuse, par exemple, il se fait de la suppuration et de la nécrose. Dans certains cas même, le pus peut fuser dans le tissu cellulaire avoisinant et donner naissance à des phlegmons du cou, d'où un pronostic toujours sévère.

Dans le service des scarlatineux, de 1891 à 1900, nous avons trouvé 25 cas de bubons sous-maxillaires, 2 doubles, 14 à droite et 9 à gauche. Tous ont été observés chez des enfants au-dessous de dix ans, sauf dans 3 cas où il s'agissait d'un jeune homme de 17 ans et de deux jeunes filles, l'une de 16 ans et demi et l'autre de 18 ans ; aucun cas au-dessus de 20 ans.

La fluctuation n'a apparu que quinze jours à un mois après le début de la scarlatine.

L'intervention étant hâtive, l'incision largement faite et les pansements aussi antiseptiques que possible, nous n'avons jamais eu de phénomènes phlegmoneux, sauf un cas de phlegmon de la gaine du sterno-mastoïdien chez une jeune fille de 16 ans et demi qui avait présenté une angine à forme gangreneuse.

b) *Otites et mastoïdites*. — Si les bubons sont relativement rares, il en est tout autrement des otites suppurées. En disant qu'on les a observées dans 50 pour 100 au moins des cas, nous ne croyons pas donner un chiffre trop élevé. Ce fait ne doit pas nous surprendre, car ainsi que M. Rabot nous l'a fait remarquer bien des fois, nous avons affaire dans le service à une population ouvrière misérable, dont les soins de propreté et d'hygiène sont des plus élémentaires ; presque tous ces enfants ont présenté chez eux des phénomènes d'otite ; beaucoup même à leur entrée ont leurs oreilles qui suppurent et, dans tous les cas, la scarlatine ne fait que réveiller et accroître l'inflammation première, d'où une si forte proportion d'otorrhée observée chez nos malades.

Par contre, la mastoïdite est beaucoup plus rare : nous en avons noté 6 cas, qui ont tous bien guéri après intervention.

c) *Abcès cutanés multiples.* — C'est à la même cause que celle des otites, le manque de soins et de propreté, qu'il faut attribuer le grand nombre de cas de petits abcès cutanés observés chez nos malades. Ces abcès ont leur siège de prédilection sur le cuir chevelu, sur les fesses, autour des ongles. L'eczéma impétigineux joue un grand rôle dans leur apparition. Il s'agit là d'infection secondaire.

Plus intéressantes sont les quelques complications qui nous restent à signaler. Nous avons eu la bonne fortune de trouver 2 cas d'infection purulente, 1 cas de méningite suppurée diffuse, et enfin 1 cas d'abcès du sinus frontal.

Dans le premier cas d'infection purulente, il s'agit d'une jeune fille de 14 ans, entrée dans le service le 21 mai 1891 avec une éruption de scarlatine absolument caractéristique. Celle-ci évoluait d'une façon normale lorsque, le 4 juin, c'est-à-dire 12 jours après l'éruption de scarlatine, l'enfant contracte la rougeole. Le 19 juin, en pleine convalescence, elle ressent deux violents frissons accompagnés d'une température de 41 degrés, et le 6 juillet elle meurt au milieu de symptômes d'adynamie. A l'autopsie on note une double arthrite suppurée de la hanche, ayant suivi la gaine du psoas, et des infarctus au lobe médian du poumon droit.

Le second cas est une fillette de 6 ans, qui mourut dans le coma pendant la période de desquamation de la scarlatine, après avoir présenté quelques jours avant des frissons violents et une température de 41 à 42 degrés.

L'autopsie révéla une arthrite suppurée du poignet droit, des infarctus pulmonaires à droite, une pleurésie légère, de l'œdème cérébral et de la dégénérescence graisseuse du foie et des reins.

La méningite suppurée diffuse a été observée chez un enfant de 23 mois, entré dans le service le 13 février 1892. Nous relevons ceci sur son observation :

20 janvier, rougeole ; 13 février, scarlatine hyperthermique. On donne des bains froids : 22 février, bubons scarlatineux largement ouverts ; 18 mars, convulsions violentes avec température élevée ; 22 mars, décès. A l'autopsie, on trouve une méningite suppurée diffuse avec du pus dans la chambre antérieure de 'œil.

L'abcès du sinus frontal gauche s'est montré chez une fillette de 9 ans, 18 jours après le début de la scarlartine. Elle fut évacuée à Sainte-Amélie pour être opérée.

Ces différentes complications sont heureusement très rares, car il en est peu qui offrent un caractère de gravité aussi sévère.

Enfin, pour terminer ce qui a trait aux complications de la scarlatine, nous devons dire deux mots de quelques complications moins importantes.

Chez un certain nombre de jeunes filles ou de femmes, on a observé quelques troubles cardiaques passagers sans lésions valvulaires : rythme pendulaire, souffles éphémères, dédoublements intermittents des bruits. Devant les caractères de grande variabilité constatée d'un instant à l'autre, devant leur disparition au moment de leur convalescence, en tenant compte d'autre part du tempérament des malades, on ne saurait leur attribuer qu'une origine purement nerveuse.

Nous avons également noté 2 cas d'ictère passager avec foie un peu gros.

Quant aux complications nerveuses, en dehors de quelques cas de convulsions, sur lesquels nous aurons à revenir à propos du pronostic, ils se réduisent à peu de chose. Nous voulons cependant faire remarquer un fait : bien souvent on serait tenté de porter le diagnostic de méningite, alors qu'à l'autopsie on ne trouve rien, et qu'il s'agissait en réalité de phénomènes d'urémie.

Tel est le bilan des complications de la scarlatine : on voit par cette étude la part prépondérante qui leur revient dans l'évolution de cette maladie et dans son pronostic. Aussi concluerons-nous en disant que la scarlatine est une affection bénigne, et que toute sa gravité réside dans ses complications.

CHAPITRE V

QUELQUES MOTS SUR LE DIAGNOSTIC
ET LE PRONOSTIC

L'en-tête de ce chapitre prouve que nous n'avons pas l'intention de reprendre en entier l'étude du diagnostic et du pronostic de la scarlatine, mais d'attirer seulement l'attention sur quelques points particuliers.

En envisageant le diagnostic, nous voulons nous appesantir sur l'importance trop grande attribuée à la desquamation. Dans les services d'enfants surtout, très fréquemment, on ne se base que sur l'apparition de la desquamation pour porter le diagnostic rétrospectif de scarlatine antérieure.

Or, il faut bien savoir que chez un grand nombre de personnes, la desquamation est un phénomène purement physiologique, dû le plus souvent à des sudamina. Beaucoup d'enfants présentent une desquamation continuelle, et on risque de commettre des erreurs grossières en se basant uniquement sur ce caractère.

C'est ainsi, par exemple, que M. le professeur agrégé Weil a signalé la desquamation à la fin de la convalescence de la fièvre typhoïde.

Dans nos observations, nous avons relevé un certain nombre de ces erreurs et, au bout de 7 à 8 jours

passés dans le service, on voyait apparaître une scarlatine typique qui venait donner un démenti formel au
diagnostic porté.

Quant au pronostic, il est très variable suivant l'âge
du sujet, suivant la coexistence d'une autre maladie
infectieuse avec la scarlatine, suivant enfin l'apparition
de telle ou telle complication. Les longs détails dans
lesquels nous sommes entré précédemment, nous per-
mettront de ne pas nous appesantir sur ces différents
points. Seul un fait nous retiendra : je veux parler de
l'importance de l'apparition des convulsions au point
de vue du pronostic. Il s'agit des convulsions chez les
enfants, convulsions d'origine purement nerveuse et
qui n'ont rien à voir avec l'urémie. Nous les avons notées
dans 18 cas, et 15 fois elles ont été suivies de décès.
Toujours il s'est agi d'enfants au-dessous de 6 ans.
Ces convulsions se sont montrées dans les cas les plus
variés : à la suite de mastoïdite, de broncho-pneumonie, de pleurésie purulente, de méningite suppurée,
d'angine gangreneuse... Le pronostic doit donc toujours
être très réservé à l'apparition des convulsions.

CHAPITRE VI

TRAITEMENT DE LA SCARLATINE

Le traitement de la scarlatine se réduit à peu de chose, et cependant il joue un grand rôle dans la non-apparition de certaines complications. Il se résume dans le séjour au lit et dans une diète lactée sévère. Ainsi on évite d'un côté toutes les causes de froid, qui sont la cause de bien des complications, surtout pulmonaires. D'autre part le régime lacté soulage les fonctions rénales et favorise l'élimination des toxines microbiennes, élément primordial dans l'apparition des néphrites. C'est ce qui nous donne l'explication de la grande rareté des néphrites dans le service, et, d'autre part, c'est ce qui nous permet d'entrevoir la cause des nombreux cas de néphrite chez les scarlatineux soignés en ville, et chez qui le traitement est nul ou suivi d'une façon très imparfaite.

Dans les cas de scarlatine hyperpyrétique, ou de complication produisant une température très élevée, comme la broncho-pneumonie, on a recours aux bains froids.

Si l'on a affaire à une néphrite, il est un médicament qui semble donner de très bons résultats ; nous voulons parler de l'iodure de potassium, administré à la dose de 50 centigrammes à 1 gramme par jour. Son action diurétique est très nette et paraît contribuer pour beaucoup dans la disparition de l'albumine, et, d'autre part, semble empêcher l'apparition des phénomènes d'urémie.

En cas d'urémie, les sangsues dans le triangle de Jean-Louis Petit, l'administration d'une légère dose de digitale, semblent indiquées.

En somme, le traitement de la scarlatine est simple, mais capital ; son rôle est surtout d'enrayer l'apparition de complications souvent très meurtrières et de favoriser ainsi l'action de l'organisme.

CONCLUSIONS

De l'étude de la scarlatine à Lyon, nous pouvons tirer les conclusions suivantes :

I. Tous les trois ou quatre ans, on note un maximum dans la courbe de la scarlatine, bientôt suivi d'un minimum.

II. Ce sont les mois de mai, juin, juillet qui offrent le plus de cas.

III. Le plus grand nombre de cas s'observe de 2 à 8 ans, avec maximum à 3 et 4 ans.

Au-dessus de 15 ans, on trouve encore beaucoup de cas.

Certaines épidémies semblent frapper de préférence les grandes personnes.

IV. Pendant les 10 premières années, les garçons

l'emportent sur les filles : à partir de 20 ans, on ne trouve presque que des filles.

V. La mortalité a été de 8.10 pour 100 ; elle est plus forte chez les garçons que chez les filles. Son maximum a lieu dans les trois premières années, pour décroître après progressivement.

VI. La contagion hospitalière offre deux foyers à l'Antiquaille et à la Charité. Elle représente 14 pour 100 des scarlatines.

La contagion scolaire est la plus fréquente chez les enfants. La contagion familiale explique le grand nombre de cas de jeunes filles et de femmes.

VII. La contagion peut se faire à n'importe quelle période de la scarlatine. Un isolement de 40 jours paraît illusoire, bien que le principe en soit bon.

VIII. La scarlatine peut se compliquer de nombreuses maladies infectieuses. Les deux infections peuvent se suivre ou coexister.

L'association de la scarlatine avec la rougeole, la diphtérie, la coqueluche, est d'un pronostic sévère.

IX. Les complications articulaires se rencontrent dans 11.40 pour 100 des cas. Le plus souvent les simptômes sont légers, la durée courte. Les arthrites suppurées sont très rares.

Les grandes personnes sont plus souvent atteintes de rhumatisme que les enfants, les femmes plus que les hommes.

Les articulations les plus frappées sont les poignets.

Le maximum des cas se montrent à la période d'éruption et au début de la desquamation.

X. L'albuminurie de la période fébrile s'observe dans 13,2 pour 100 des cas. Elle ne s'accompagne d'aucun symptôme.

Pendant la période de desquamation, on peut observer une albuminurie passagère ou une véritable néphrite. Celle-ci, observée dans 4,6 pour 100 des cas, est attribuable le plus souvent à l'insuffisance du traitement.

XI. Les complications pulmonaires ont été notées dans 9,6 pour 100 des cas avec 28 décès, près de 22 pour 100 de la mortalité.

La bronchite est fréquente, mais légère.

La bronchopneumonie, la pneumonie, la congestion pulmonaire sont rares, mais d'un pronostic grave.

Il semble exister un véritable antagonisme entre la tuberculose et la scarlatine.

XII. L'angine pseudo-membraneuse est fréquente ; elle est due au streptocoque.

L'angine gangreneuse ne s'observe que dans les scarlatines à pronostic sévère.

XIII. On note dans la scarlatine toute une série de complications d'origine pyohémique ; telles que bubons, otites suppurées et mastoïdites, infection purulente, méningite suppurée et abcès du sinus frontal.

XIV. Au point du vue du diagnostic, on semble attacher une importance tropgrande à la desquamation.

Les convulsions sont d'un pronostic sévère.

XV. La base du traitement est le repos au lit et la diète lactée.

TABLE

Lyon. — Imp. A. REY, 4, rue Gentil. — 2139.